AF309482

Dr VERSEPUECH

Nouveaux appareils pour le traitement du pied bot varus équin congénital non invétéré.

PARIS

G. STEINHEIL, ÉDITEUR

2, RUE CASIMIR-DELAVIGNE, 2

1910

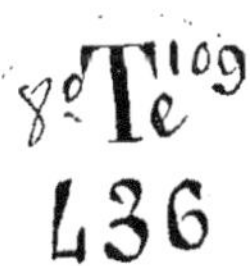

Nouveaux appareils pour le traitement du pied bot varus équin congénital non invétéré.

Dʳ VERSEPUECH

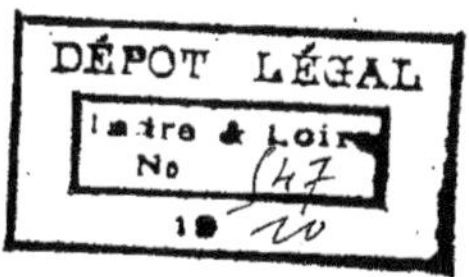

Nouveaux appareils pour le traitement du pied bot varus équin congénital non invétéré.

PARIS

G. STEINHEIL, ÉDITEUR

2, RUE CASIMIR-DELAVIGNE, 2

1910

A MON PÈRE

A MA MÈRE

A MA TANTE ÉLISA

A LA MÉMOIRE DE MA TANTE SYLVIE

*A tous ceux qui m'ont témoigné de l'affection
ou de la bienveillance.*

A MON PRÉSIDENT DE THÈSE

M. LE PROFESSEUR SEGOND

CHIRURGIEN DE L'HOSPICE DE LA SALPÊTRIÈRE
MEMBRE DE L'ACADÉMIE DE MÉDECINE

A MON MAITRE

M. LE DOCTEUR AUG. BROCA

PROFESSEUR AGRÉGÉ A LA FACULTÉ DE MÉDECINE
CHIRURGIEN DE L'HÔPITAL DES ENFANTS-MALADES

A MES MAITRES DE LA CLINIQUE DE NECKER

M. LE PROFESSEUR ALBARRAN
MM. LES DOCTEURS MARION, LENORMAND, MOTZ, HEITZ-BOYER.

A MES MAITRES DANS LES HÔPITAUX DE PARIS

AVANT-PROPOS

C'est en 1908, pendant notre externat, que notre maître, M. Auguste Broca, nous a chargé du traitement des pieds bots de son service à l'hôpital des Enfants-Malades. Au bout de peu de temps nous avons eu l'intuition qu'il y avait beaucoup à innover dans le traitement du pied bot varus équin congénital non invétéré. Nous nous sommes mis à l'œuvre avec beaucoup de goût et d'ardeur. Nos efforts ont été couronnés de succès.

Nous présentons aujourd'hui des appareils français, à tous les points de vue supérieurs aux appareils allemands de Finck.

Nous devons en témoigner notre reconnaissance à M. Broca qui nous a engagé le premier dans cette voie et nous a toujours aidé de ses conseils, de ses encouragements et de sa bienveillance.

INTRODUCTION

Tous les auteurs s'accordent à dire que l'on guérit un pied bot varus équin en le maintenant pendant longtemps en talus valgus.

Examinons un pied souple qui passe du varus équin au talus valgus. Mesurons aux divers stades de ce mouvement la distance qui va du petit orteil, c'est-à-dire du bout du pied, à la partie supérieure et externe de la jambe. Cette distance diminue au fur et à mesure que l'angle formé par le pied avec la jambe diminue.

Vous souvenez-vous de ce théorème de géométrie qui dit : Si deux triangles ont un angle inégal compris entre deux côtés égaux chacun à chacun les troisièmes côtés sont inégaux et celui qui est opposé au plus grand angle est le plus grand ? Nous venons de faire, sur le vivant, la preuve expérimentale de ce théorème. La géométrie est ici d'accord avec la clinique.

De cette constatation découle le principe des appareils que nous présentons pour la première fois. Une

ou plusieurs courroies sont tendues entre le pied et la
jambe. Leurs extrémités sont fixées l'une à la face externe de la jambe, l'autre à la partie antérieure du pied,
le plus loin possible du talon. Quand on raccourcit ces
courroies au moyen de la boucle, leurs extrémités se
rapprochent ; le bout du pied se rapproche de la jambe ;
le pied se met en talus valgus. Plus on serre, plus on
exagère le talus valgus.

DESCRIPTION DES APPAREILS

Avant de décrire nos appareils, nous devons montrer comment nous fixons les courroies destinées à rapprocher le pied de la jambe. Ces organes sont communs à tous nos appareils ; il est bon de les décrire une fois pour toutes.

Pour fixer les extrémités des courroies nous avons fait des boucles triangulaires spéciales en métal. Elles ont la forme d'un triangle isocèle. L'angle au sommet doit être inférieur à 45°. Il mesure d'ordinaire 3o°. Les côtés égaux ont de 1 centimètre à 1 centimètre un quart.

Par un de leurs côtés égaux ces triangles sont fixés à la face externe de la jambe ou aux bords de l'avant-pied. Le sommet est toujours dirigé vers le talon. L'autre côté est libre : c'est sur lui que viendra se réfléchir la courroie comme une corde sur une poulie.

Lorsque les deux triangles d'une même courroie ont été fixés l'un à la jambe, l'autre au pied, on fait passer dans leur orifice le bout libre de la courroie et l'on boucle.

Lorsqu'on serre la courroie on fait du talus valgus, on s'éloigne de plus en plus du varus équin.

Les courroies que nous employons sont en cuir : elles ont de 1 centimètre à 1 centimètre et demi de largeur. Dans nos premiers appareils nous avons employé des courroies en tissu élastique. Peu à peu nous

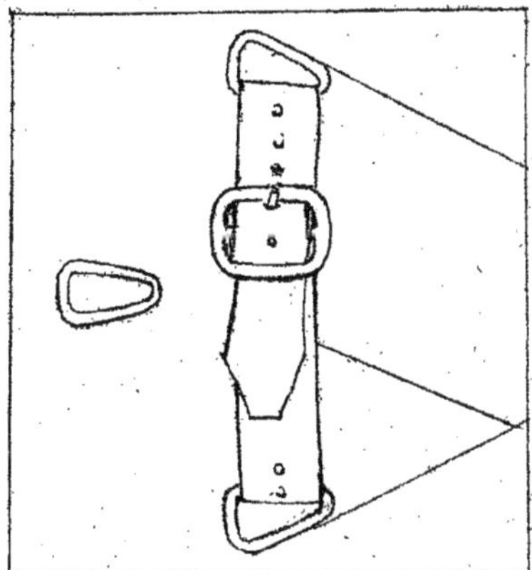

FIG. 1. — A gauche on voit une boucle triangulaire. A droite une courroie tire sur deux boucles triangulaires dont les bords libres prolongés se coupent à angle aigu.

nous sommes rendu compte que le tissu caoutchouté mis en tension perdait toute élasticité. Nous avons été ainsi amené par l'expérience à n'employer que des courroies en cuir.

Les appareils que nous employons pour la guérison d'un pied bot sont au nombre de deux.

Il y a d'abord un appareil inamovible en diachylon. Il

est employé au début du traitement : c'est le plus efficace.

Il y a ensuite un appareil mobile : c'est le soulier. On l'emploie lorsque la déformation est bien réduite. Il est insuffisant pour redresser un pied bot, mais il suffit pour empêcher la récidive.

Nous devrons donc décrire : 1° l'appareil en diachylon ; 2° le soulier.

APPAREIL EN DIACHYLON

Nous prendrons comme type de notre description l'appareil en diachylon que l'on doit appliquer chez un enfant de 5 à 6 mois. C'est celui que montrent nos figures.

Pour placer cet appareil on doit avoir sous la main :

1° Une plaquette plantaire ;

2° Une attelle interne garnie de manche de Jersey ;

3° Deux bandes de diachylon longues de 1 m. 50 à 2 mètres : l'une large de 2 centimètres, l'autre large de 1 centimètre et demi ;

4° Six boucles triangulaires montées sur bandes de diachylon ;

5° Trois courroies de cuir : une longue de 12 centimètre, deux longues de 25 centimètres. La largeur correspond à celle des boucles triangulaires : elle varie entre 1 centimètre et 1 centimètre un quart.

La plaquette plantaire est en bois d'une épaisseur

d'un demi-centimètre. On la découpe suivant le contour du pied de l'enfant en ménageant sur chaque bord un peu en avant des malléoles un tubercule saillant.

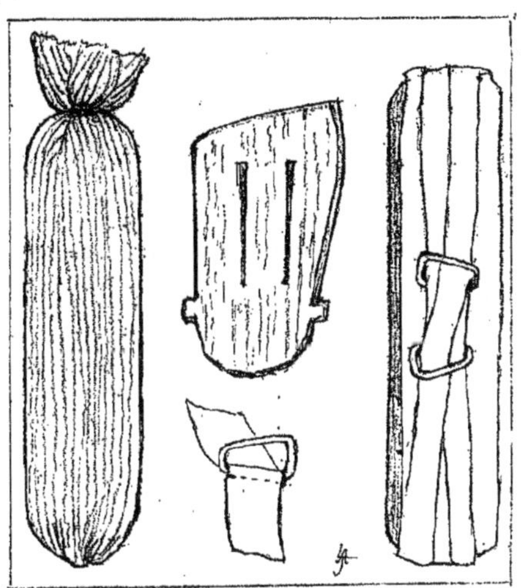

Fig. 2. — A gauche on voit une attelle jambière interne garnie de deux épaisseurs de manche de Jersey. Au milieu et en haut c'est une plaquette plantaire en bois ; on remarque les 2 tubercules latéraux. Au-dessous de la plaquette se trouve figurée une boucle triangulaire montée sur une bande de diachaylon. A droite la partie supérieure du manchon du diachylon qui entoure la jambe est déroulée ; on voit l'insertion des 2 boucles triangulaires du haut de jambe.

Il convient de la découper en lui donnant le contour normal d'un pied de même dimension.

Par conséquent si l'enfant n'a qu'un pied bot on découpera la plaquette suivant le contour du pied sain.

Le talon de la plaquette doit être raccourci afin qu'il

ne heurte pas le plan du lit lorsque l'enfant est couché : de cette façon la plaquette ne sera pas sollicitée à fuir en avant.

Sur la partie antérieure de la plaquette plantaire, on peut faire deux fentes longitudinales comme dans l'appareil de Saint-Germain.

On y fera passer le bout libre de la bande de diachylon avant de l'enrouler autour du pied.

L'attelle interne de jambe est une planche de bois d'une épaisseur de 5 millimètres. Elle est rectangulaire émoussée aux coins et sur les bords.

Comme largeur on lui donne un peu moins que la largeur de la jambe dans le sens antéro-postérieur. Comme longueur, elle doit dépasser en bas la malléole interne, en haut le condyle interne du fémur.

C'est une attelle interne, on l'applique au côté interne de la jambe.

Comme elle est au contact de l'os il est bon de la garnir de deux épaisseurs de manche. Nous employons la manche de Jersey d'une largeur de 5 centimètres.

On commence par fixer l'attelle et la plaquette.

L'attelle est fixée au côté interne de la jambe. Elle doit dépasser en haut le condyle interne en bas la malléole interne. Elle est fixée au moyen de circulaires de diachylon. On emploie la bande de 2 centimètres. Les premières circulaires commencent au creux poplité, au pli du genoux : on doit recouvrir toute la jambe et s'arrêter au cou-de-pied.

La plaquette plantaire est fixée sous la plante du pied au moyen de circulaires qui vont depuis les orteils jusqu'à la naissance de la jambe.

On emploie la bande de diachylon de 1 centimètre et demi de largeur.

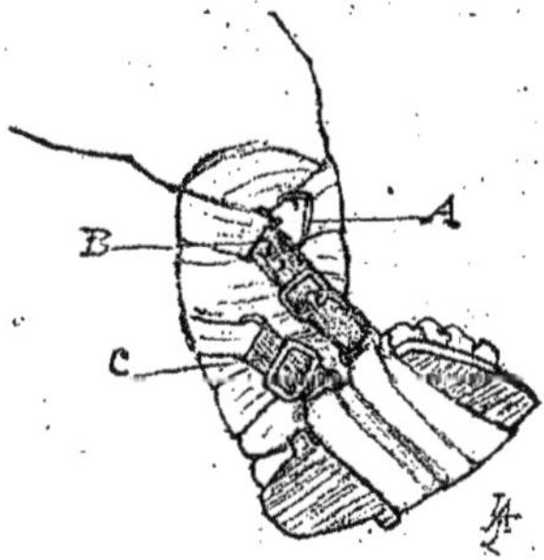

Fig. 3. — M... Alice (Obs. 1), le 31 mai 1910 a 4 mois. Douzième appareil. Profil externe de l'appareil en diachylon pour pied bot varus équin droit. Le pied est en talus valgus. On voit bien la façon de disposer la plaquette plantaire sous la plante du pied. La courroie *B* va du bord externe de la pointe du pied à la partie supérieure et externe de la jambe. *Cette courroie est la seule employée chez le nouveau-né.* La courroie *C* part du bord externe du pied en avant du tubercule de la plaquette, elle va à la partie externe du bas de la jambe. Dans la boucle A vient s'insérer la troisième courroie qui a été ici enlevée pour ne pas compliquer la figure.

Le premier circulaire est fait au niveau des orteils. Il convient à droite d'enrouler la bande dans le sens des aiguilles d'une montre. A gauche on enroule la bande en sens inverse.

Lorsqu'on arrive au cou-de-pied on fait des huit de

chiffres : une anse entoure le bas de la jambe et l'attelle l'autre entoure le cou-de-pied et la plaquette.

Par ce bandage en huit de chiffre on jumelle la plaquette à l'attelle et à la jambe. La plaquette qui a toujours une tendance à se déplacer en avant est retenue

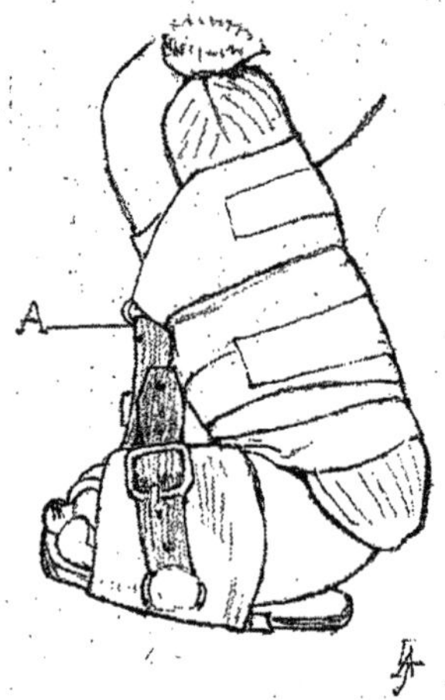

Fig. 4. — Même appareil que figure 3. Profil interne de l'appareil en diachylon pour pied droit. On voit la façon de disposer l'attelle interne le long de la jambe. Le pied est en talus valgus : on ne peut voir que le bord interne de la plaquette plantaire. La courroie A va du bord interne de l'avant-pied à la partie supérieure et externe de la jambe.

en arrière par les anses qui contournent le bas de la jambe et ne peuvent franchir le talon.

Sur la plaquette les circulaires de diachylon ne doivent pas dépasser en arrière les tubercules latéraux. Ces tubercules ont pour but d'empêcher la plaquette de s'échapper en avant. Sans ces tubercules, en

vertu de sa forme à grosse extrémité antérieure, la plaquette serait énucléée en avant sous l'action des circulaires de diachylon qui l'enserrent.

Le diachylon doit coller ; il doit adhérer ; il ne doit
pas serrer. Par conséquent les circulaires de diachylon
doivent faire peu de plis ; ils ne doivent pas être trop
lâches. Ils ne doivent pas serrer outre mesure sous
peine de blesser l'enfant.

Il reste maintenant à fixer les boucles triangulaires.

Il y en a six :

Trois pour la jambe ;

Trois pour le pied.

Au pied, on en place deux au bord externe : l'une
en avant, sur le côté du petit orteil, l'autre en arrière,
juste en avant du tubercule latéral externe de la plaquette. Sur le bord interne du pied, un triangle est fixé
au niveau du premier métatarsien.

Sur la jambe, les trois boucles correspondantes sont
fixées au côté externe : une en bas, deux en haut.

La boucle jambière inférieure est placée juste au-
dessus de la malléole externe. La courroie ira au bord
externe du pied passer dans le coulant triangulaire
d'arrière.

Les deux boucles supérieures de la jambe sont fixées
au-dessous de la tête du péroné. Elles sont espacées
de 1 centimètre environ et placées l'une au-devant de
l'autre. Dans la boucle antérieure, vient s'engager la
courroie qui va au bord interne du pied. Dans la bou-

cle postérieure va s'engager la courroie qui va au bord externe du pied au coulant d'avant.

Pour fixer ces boucles triangulaires on les monte sur des bandes de diachylon. La largeur de la bande est celle d'un des côtés égaux du triangle.

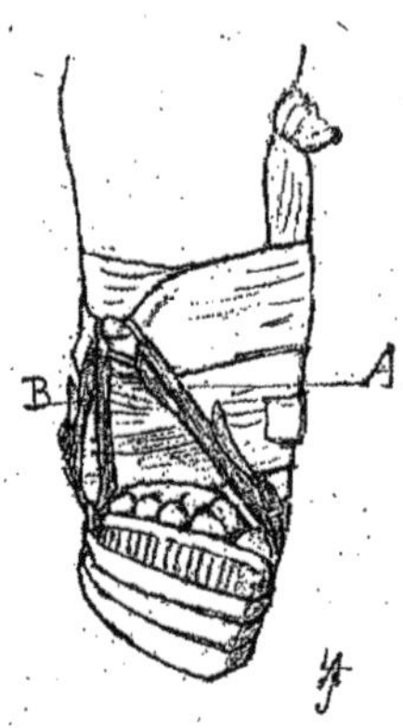

Fig. 5. — Même appareil que dans les figures 3 et 4. Vue antérieure. Le pied est en talus valgus. La courroie A croise la face antérieure de la jambe. La courroie B est latérale et externe. La courroie C ne se voit pas, elle est derrière la courroie B.

Pour monter ces boucles sur bande on engage un des bouts de la bande dans l'orifice du triangle. On la plie sur un des côtés égaux et on fait une piqûre à l'aiguille de façon à bien engainer ce côté !

Pour fixer ce triangle il suffit d'enrouler la bande de diachylon autour de la jambe ou du pied. On commence par le bout armé en ayant soin que la boucle vienne se fixer à l'endroit où elle doit être. Nous rappelons que le sommet du triangle doit toujours être orienté vers le talon. A chaque tour de bande on fait passer la bande dans le vide de la boucle. Plus il y a de tours de bande mieux la boucle est fixée.

Ce sont les deux boucles du haut de la jambe qui se déplacent le plus sous la traction. On devra donc les fixer sur une longue bande de diachylon : de 1 m. 5o au moins ; les deux boucles du haut de la jambe sont ordinairement montées sur la même bande, à 1 centimètre de distance.

La boucle du bas de jambe sera montée sur une bande de diachylon longue de 6o à 7o centimètres.

Les trois boucles triangulaires du pied seront montées chacune sur une bande de 3o centimètres.

Après avoir fixé les boucles triangulaires, il faut placer les courroies.

La première courroie à placer est la courroie postérieure et externe [C] : c'est la plus courte. C'est celle qu'il faut toujours tendre la première car elle empêche la plaquette de se porter en avant sous l'action des deux autres courroies plus antérieures.

La deuxième courroie que l'on doit placer est la courroie antérieure et externe [B] : elle est parallèle à la précédente et plus longue. C'est la plus efficace au point de vue mécanique. On peut supprimer les deux autres ; on ne doit jamais supprimer celle-là.

Quant à la troisième courroie [A], j'ai fait longtemps mes appareils sans l'appliquer. J'ai reconnu qu'elle avait son utilité chez certains sujets pour combattre l'équinisme. Cette courroie va du passant supérieur et antérieur de la jambe au passant du bord interne de l'avant-pied. Elle croise en diagonale la face antérieure de la jambe.

Ainsi : trois courroies sont nécessaires. Comme chacune va deux fois, pour son propre compte, de la jambe

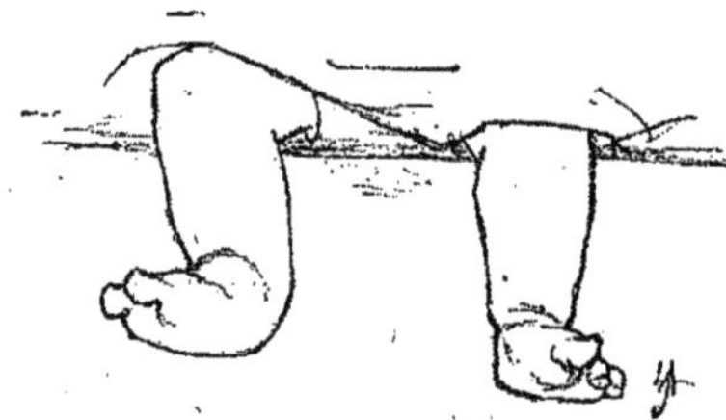

Fig. 6. — L... Alice (Obs. I), le 31 mai 1910, a 4 mois. D'après une photographie exécutée avant l'application du douzième appareil représenté dans les figures 3, 4 et 5. Le pied gauche est le pied sain. Le pied droit est celui qui était atteint de varus équin congénital. Il est aujourd'hui momentanément déformé en talus valgus. Au 31 mai cette attitude persistait, bien que l'appareil eût été enlevé depuis 3 jours.

au pied, cela fait six lanières de cuir qui tirent le pied vers la jambe pour faire ou accentuer le talus. Notre appareil a donc une grande puissance. Cette puissance n'a de limite que la résistance au déplacedes bouclés triangulaires qui sont fixées sur le haut de la jambe.

On n'a qu'à tendre les courroies pour amener le pied en talus valgus. Ces courroies se lâchent lorsque l'enfant exagère le talus valgus ; elles se tendent lorsqu'il veut faire du varus équin. Le pied est contrarié aussitôt qu'il veut prendre la mauvaise attitude.

En résumé l'application de l'appareil en diachylon se fait en trois temps :

1er temps : on applique l'attelle interne et la plaquette plantaire au moyen de circulaires de diachylon ;

2e temps : on fixe les boucles triangulaires : trois sur la jambe, trois sur le pied ;

3e temps : on place les courroies et on les tend.

Cet appareil reste en place huit jours ; certains enfants l'ont gardé quinze jours.

Il tient d'autant mieux que l'enfant le porte depuis plus longtemps. Il tient moins bien chez les enfants au pied gros et court ; il faut dans ces cas le placer avec plus de soin et il restera facilement huit jours sans bouger.

Il ne doit jamais blesser. S'il blesse ce ne peut être que par la faute du médecin ou des parents.

L'accident le plus fréquent est un érythème au niveau du condyle interne du fémur. Il survient lorsque la manche qui entoure l'attelle a été mouillée à ce niveau. Il convient d'empêcher les enfants de mouiller l'appareil : c'est relativement facile puisque notre appareil ne dépasse pas le genou. Il sera utile de mettre le plus tôt possible l'enfant en couche-culotte.

Si la partie supérieure de l'attelle vient à être mouillée, on doit interposer entre elle et la peau un linge sec ; au besoin, on enlèvera l'appareil.

Parfois les circulaires qui entourent le pied ou la jambe sont trop serrés. On doit alors recommencer l'appareil. Le diachylon doit avoir ses circulaires bien ajustés ; il ne doit pas serrer, il doit coller.

Dans certains cas, la circulation ne se fait pas au niveau des orteils : c'est d'ordinaire parce que le talus est trop accentué. Il conviendra alors de détendre légèrement les courroies. Immédiatement les orteils reprendront leur teinte rose.

Il est bien entendu que, si les parents se rendent compte que l'appareil blesse, ils doivent dès le début faire disparaître la cause traumatisante. Ils doivent, si c'est nécessaire, enlever l'appareil. Ils ramèneront aussitôt l'enfant au médecin, car il ne doit pas rester sans appareil.

Chez le nouveau-né, on peut appliquer notre appareil et on doit le faire. Ici, l'avant-pied est court ; le bord externe est moins long. On ne peut fixer sur le pied que deux boucles triangulaires, une sur le bord interne, l'autre sur le bord externe.

On n'emploiera donc que deux courroies. On les fixera sur la jambe, en haut, au côté externe, près du genou.

Le plus souvent, nous n'employons qu'une courroie, au début : c'est la courroie qui va du bord externe de l'avant-pied à la partie supérieure et externe de la jambe.

Chez les pieds bots du troisième degré où le gros orteil est accolé contre la face interne de la jambe, on ne peut dès le début appliquer notre appareil à plaquette plantaire.

Dans les premiers jours, nous nous bornons à corriger l'adduction. Nous fixons d'habitude contre le bord interne du pied et la face interne de la jambe une longue attelle garnie de manche de Jersey. Cette attelle dépasse en bas la pointe du pied, en haut le condyle interne ; elle doit être assez large.

Elle est placée dans la concavité de l'arc formé par le bord interne du pied et la face interne de la jambe.

Elle est fixée au moyen de circulaires de diachylon disposés depuis le genou jusqu'au gros orteil.

En serrant progressivement les circulaires qui passent sur la malléole externe, on corrige peu à peu l'adduction : on redresse l'arc. Chez le nouveau-né, on place deux ou trois appareils de ce genre et en quatre à six jours il n'y a plus que de l'équinisme.

Remarquez que c'est au moyen d'un appareil analogue que l'on corrige la flexion dans la tumeur blanche du genou au début.

LE SOULIER

Notre soulier a pour but de maintenir le pied en talus valgus pendant la marche.

Il présente trois caractères originaux :

1° La semelle est surélevée en avant ;

2° La tige est inclinée sur la semelle en avant et en dehors ;

3° Une ou deux courroies maintiennent le pied en talus valgus.

I

Nous avons soin de surélever dans le soulier la partie antérieure de la semelle dans toute sa largeur. On oblige ainsi l'enfant à marcher en talus.

On surélève la semelle au moyen d'un coin de liège à gros bout antérieur. Ce liège est collé ou cloué sous la semelle dans sa partie antérieure. C'est une véritable talonnette placée à rebours et en dehors de la cavité du soulier.

II

Le soulier doit faire de lui-même du talus valgus. La tige doit s'incliner en avant et un peu en dehors sur la semelle.

On peut facilement donner cette forme à un soulier
ordinaire d'enfant.

Remarquons que lorsqu'un pied normal chaussé
d'un soulier se met en talus valgus, il se forme des
plis au niveau de l'entrée. Ces plis sont accentués en
avant et en dehors ; ils meurent sur les côtés.

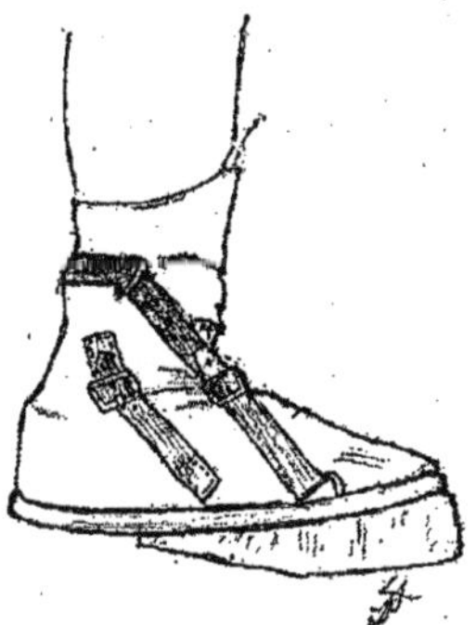

Fig. 7. — Vue d'ensemble de notre soulier de marche. Côté externe.
Pied droit. Une semelle de liège est placée sous la partie antérieure de la semelle. Elle obligera le pied à se mettre en talus
valgus pendant la marche. Deux courroies latérales et externes
limitent la « flexion adduction » (Farabeuf) du pied.

Pour donner à notre soulier la bonne forme, il suffit de réséquer sur la tige tout ce qui forme ces plis et
on devra recoudre les bords de l'incision.

La partie que l'on résèque de chaque côté sur les
valves de la tige a la forme d'un triangle à sommet
dirigé vers le talon. Elle doit être plus longue sur le
côté externe. Au côté interne, ce triangle a des côtés
rectilignes. Au côté externe de la tige les côtés du

triangle réséqué sont bombés, convexes en dehors.

Après avoir réséqué la tige, on suture les deux lèvres de l'incision. Il s'ensuit que pour être bien ajustées ces deux lèvres doivent être de longueur égale.

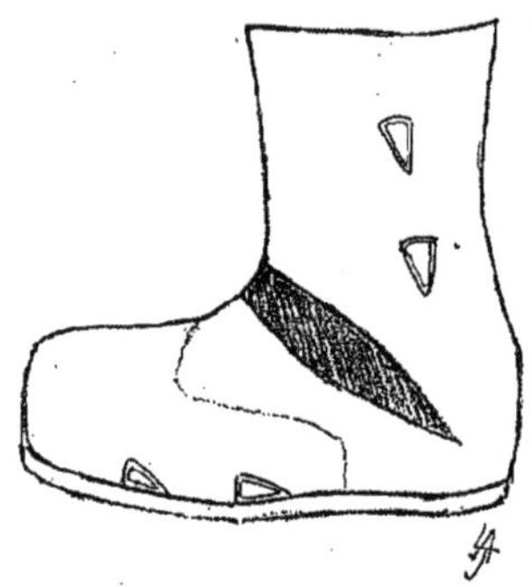

Fig. 8. — Soulier gauche : Profil externe. La zone teintée doit être réséquée; les deux bords de l'incision seront suturés pour donner à la tige de l'inclinaison sur la semelle. On a marqué la place des boucles triangulaires destinées aux courroies de traction. Les sommets de ces triangles sont dirigés vers le talon.

Dans certains cas, au lieu de les recoudre on laisse ces bords libres : mais on y met des œillets. On pourra ainsi les affronter au moyen de lacets. Ce procédé est parfois avantageux.

III

Pour maintenir le pied en talus valgus on dispose au côté externe des courroies de traction.

Si le pied est long, il faut deux courroies ; s'il est court, une courroie suffit.

Les boucles triangulaires qui portent les axes de réflexion de ces courroies sont fixées au côté externe du soulier ; l'une sur la tige, l'autre sur la semelle, à égale distance du talon.

La boucle jambière est engainée par un de ses côtés dans un pli de cuir que l'on pique sur la tige.

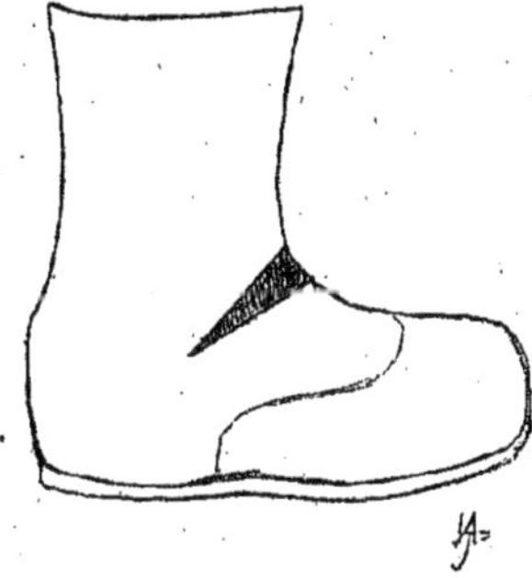

Fig. 9. — Soulier gauche : Profil interne. La partie teintée est celle qu'on doit réséquer sur la valve interne de la tige.

Il y a deux façons de fixer les boucles plantaires sur le soulier. Avant de monter le soulier, on peut les coudre sur la tige, au bord externe, après les avoir engainées dans un pli de cuir. On peut encore les agrafer au bord externe de la semelle au moyen de tiges-crampons.

Nous devons enfin faire remarquer que le soulier auquel nous ferons subir ces modifications doit être un soulier à tige haute. En outre, il doit serrer l'enfant sur toute la hauteur de la tige et au cou-de-pied.

NOTRE MÉTHODE

Dans le service de M. Broca aux Enfants-Malades, le traitement des pieds bots a lieu trois fois par semaine, les mardi, jeudi et samedi. Les enfants ne sont jamais hospitalisés.

Dès qu'un enfant vient on l'inscrit, on écrit l'observation et on prend les mesures pour la plaquette plantaire et l'attelle ; à cette première visite on ne fait point de massage ni de manœuvre de réduction.

Deux jours après, à la deuxième visite, on réduit la difformité et on applique l'appareil en diachylon. Après l'application du premier appareil, on garde l'enfant en surveillance pendant une heure : on se rend compte que la circulation n'est pas gênée.

Le premier appareil est très douloureux surtout lorsque la réduction a été pénible : c'est une véritable entorse que l'on a faite à l'enfant et il en souffre. La première fois il fait passer une nuit blanche à sa mère. Il convient d'en avertir les parents afin qu'ils ne soient pas tentés d'enlever l'appareil Seul l'arrêt de la circulation indique aux parents qu'ils doivent enlever l'appareil ; mais avant de l'enlever, ils doivent desserrer les courroies ; si la circulation se rétablit, l'appareil doit rester.

Dans la suite l'enfant souffrira encore dans la nuit qui suit le jour où l'appareil a été renouvelé, mais toujours de moins en moins.

Pendant la première semaine de traitement la mère ramène l'enfant tous les deux jours et on change l'appareil chaque fois. On évitera de cette façon les blessures et on se rendra compte de la façon dont la mère surveille l'appareil.

Avec cette méthode, il faut 8 jours chez un nouveau-né pour obtenir l'attitude permanente en talus valgus ; il faut un mois chez un enfant de 6 à 8 mois qui n'a été que massé.

A partir du quatrième ou cinquième appareil, l'appareil tient mieux. Il reste huit jours en place d'ordinaire. La mère doit venir une fois par semaine à l'hôpital, quatre fois par mois.

Nous inscrivons sur un calendrier au jour le jour le nom de l'enfant chaque fois qu'il nous est amené. Nous pouvons ainsi prouver aux mamans que, si les résultats ne sont pas satisfaisants, c'est que leur enfant ne nous est pas amené régulièrement une fois par semaine.

Lorsque les courroies se desserrent la mère doit les tendre. La tension des courroies n'a de limite que l'arrêt de la circulation. Plus les courroies sont tendues, plus il y a du talus valgus, plus l'appareil est efficace.

Au bout de deux ou trois mois de ce traitement, on doit faire la ténotomie.

La section du tendon d'Achille est une opération que personnellement nous avons considérée pendant longtemps comme inutile.

On sait qu'elle a pour but d'allonger le tendon d'Achille par l'interposition d'un joint de tissu cicatriciel. Le tendon d'Achille s'allonge d'une longueur égale à l'épaisseur de ce joint de cicatrisation.

Grâce à nos appareils en diachylon il est possible de mettre le pied en talus prononcé après l'opération ; le résultat de la ténotomie n'en est que plus certain. Ce talus valgus s'obtient difficilement dans les appareils plâtrés, il est bien souvent peu accentué.

Nous avons remarqué chez nos enfants qui n'ont pas été ténotomisés que dès que le pied restait quelques jours sans appareil il se mettait bientôt en léger équinisme sans varus. C'est évidemment sous l'action de ce puissant tendon d'Achille que se fait ce mouvement. Nous croyons maintenant que la section du tendon d'Achille est un bon moyen pour faire disparaître cet équinisme.

Les mouvements que commande le tendon d'Achille se passent dans l'articulation tibio-tarsienne. La ténotomie ne doit être faite que lorsque les rapports des

surfaces articulaires dans la médio-tarsienne sont de-
venus normaux.

Lorsque le pied de l'enfant est assez grand pour
chausser une pointure n° 18, on lui met un soulier. C'est un soulier comme celui que nous avons
décrit, mais sans semelle de liège, puisque l'enfant ne
marche pas encore.

Ce soulier, l'enfant le garde jour et nuit.

Nous sommes en ce moment en train de construire
un appareil en cuir sur le modèle de l'appareil en diachylon. Il est destiné à être porté la nuit tandis que le
soulier ne serait porté que le jour. Il nous semble que
nous avons vaincu toutes les difficultés que nous avons
rencontrées dans sa construction. Deux de nos enfants
le portent depuis huit jours, ils semblent bien le tolé-
rer. Cet appareil est trop récent ; sa valeur ne pourra
être reconnue que par un usage prolongé ; c'est pour-
quoi nous nous abstenons de le décrire (1).

En attendant, l'enfant doit coucher avec ses bottes.
C'est le meilleur moyen actuellement d'empêcher le
pied de se remettre en varus équin sous le poids des
draps. On sait que chez l'adulte un séjour prolongé au
lit met le pied en varus équin. Le poids du drap exerce
une action du même genre, mais beaucoup plus rapide
sur un ancien pied bot varus équin. Le pied doit être
maintenu au lit en bonne attitude, en talus valgus par

1. *Note du 22 juin 1910.* — Nous avons depuis quelques jours
modifié cet appareil. Nous avons obtenu un type satisfaisant.

un tuteur : le tuteur, c'est notre soulier dont les courroies sont serrées au maximum.

Dans le même ordre d'idées, nous ferons remarquer
que lorsqu'on porte un enfant sur les bras le pied se
met naturellement en équinisme. La face antérieure de
la jambe et du pied vient s'appliquer contre le tronc de
la personne qui porte l'enfant ; le pied se met en équinisme par redressement de l'arc. Cela doit être évité.

Il importe que le pied ne revienne jamais en arrière.
Il ne doit jamais faire un mouvement vers le varus
équin. S'il revient vers son ancienne position, c'est du
terrain perdu pour nous et du terrain regagné par la
déformation. Le traitement en sera prolongé et il est
toujours très long.

Nous ne laissons jamais l'enfant sans appareil pendant plus d'un jour à moins d'une indication absolue.

Vers un an l'enfant veut marcher. On a vu que notre
soulier pour la marche obligeait l'enfant à marcher en
talus. Chaque fois que le pied repose sur le sol, le liège
oblige le pied à se mettre en talus et, comme il n'y a
pas de talus sans valgus, en talus valgus. Avec ce
soulier la marche s'oppose à la récidive. Nos enfants
doivent donc marcher le plus tôt possible.

Il importe que l'enfant qui a un pied bot, dès ses premiers pas, marche en bonne attitude. On doit l'édu-
quer à bien marcher, car on éprouve une difficulté
énorme à leur faire perdre une mauvaise habitude dans
la marche. Notre soulier à semelle surélevée en avant

lui impose une marche convenable : pointe du pied en haut et en dehors ; talus valgus léger.

Tous les enfants qui ont eu un pied bot varus équin doivent porter jour et nuit ce soulier lorsqu'ils font leurs premiers pas.

Lorsque l'enfant saura marcher convenablement, on diminuera progressivement la hauteur de la semelle de liège. Les derniers temps on placera cette semelle dans la cavité du soulier : l'enfant marchera sans courroies et on arrivera peu à peu au soulier normal.

Telle est rapidement exposée la méthode que nous avons inaugurée dans le service de notre maître M. Broca.

Avec elle on ne peut pas avoir d'insuccès, pour peu que les parents de l'enfant s'en donnent la peine.

En résumé ce traitement comprend plusieurs étapes :

1° Réduction aussi précocé que possible et maintien en talus valgus au moyen de l'appareil en diachylon ;

2° Ténotomie ;

3° Lutte contre la récidive au moyen de souliers spéciaux qui maintiennent le pied en bonne attitude, avec impossibilité de prendre l'attitude en varus équin ;

4° Marche précoce avec le soulier à semelle surélevée en avant.

OBSERVATIONS

Observation I

L. ., Alice, 5 semaines. L'enfant nous est amenée pour la première fois le 7 février 1910.

Une arrière-grand'mère maternelle a eu un pied bot : c'était la mère de la grand'mère maternelle.

La mère a 28 ans. Elle a eu ses premières règles à 14 ans. Elle a été mariée à 18 ans.

Elle a eu un premier enfant il y a dix ans. Cet enfant, né bien conformé, est mort de broncho-pneumonie. Il était né par le sommet.

Le père est de taille moyenne.

L'enfant est née après dix ans de mariage.

Pendant la grossesse la mère a fait des ménages. Elle n'a jamais mis de corset.

Au septième mois, la mère va à Baudelocque. L'enfant se présentait par le siège. On fait trois versions. Après les deux premières, l'enfant reprend la présentation du siège. Après la troisième version on met une ceinture eutocique; l'enfant reste en présentation du sommet, mais la mère garde sa ceinture avec bourrelets de ouate sur les côtés de l'abdomen.

L'accouchement a été rapide il a duré cinq heures. La mère raconte qu'elle a perdu beaucoup d'eau. Il y a eu une déchirure périnéale.

L'enfant présente un pied bot varus équin droit.

L'enfant nous est présentée à 5 semaines le 7 février 1910. Sur le pied bot, on remarque deux petites plaies ecchymotiques, une sur le talon, l'autre au cou-de-pied sur le versant externe du pied. La mère les attribue à la sage-femme qui aurait tenté de redresser le pied. Pour nous, la situation des plaies nous montre que cette pathogénie est impossible, bien que nous y ayons cru sur le moment.

Il est vraisemblable d'attribuer ces plaies à la compression du pied du fœtus par les parties maternelles durant la vie intra-utérine. Ces plaies correspondaient bien en effet aux parties les plus saillantes sur l'ovoïde fœtal.

Le 7 février, nous n'appliquons pas l'appareil en diachylon, car les plaies ne sont pas entièrement cicatrisées.

Le 22 février, nous prenons les mesures.

Le premier appareil est appliqué le 5 mars, le deuxième le 8 mars, le troisième le 31 mars.

Ce jour-là nous constatons qu'il persiste dans la médio-tarsienne un certain degré de flexion sans adduction. Il nous est impossible de corriger cette flexion sans rompre les ligaments qui s'y opposent. Nous avertissons la mère qu'aujourd'hui, une fois pour toutes, nous allons faire souffrir l'enfant, que durant la nuit elle ne devra pas enlever l'appareil bien que l'enfant crie car ce serait à recommencer.

On réduit donc à la main la flexion médio-tarsienne : on sent les ligaments qui se rompent au moment de la réduction. On applique l'appareil.

La mère ramène l'enfant le 5 avril. Le pied est bien droit, il n'y a plus de flexion dans la médio-tarsienne. La mère raconte

que les deux premiers jours sa fille a beaucoup souffert avec le
dernier appareil, mais que conformément à nos instructions elle
ne l'a pas enlevé.

L'enfant n'est pas blessée.

L'appareil est renouvelé les 5, 12, 19, 26 avril, 3 et 12 mai.
Dans tous ces appareils le pied est maintenu en talus valgus :
à de certains moments la mère est soucieuse, elle a peur que le
pied reste ainsi déformé en talus valgus.

Le 15 mai, la maman reçoit la visite de sa mère qui arrive de
province. Elle a caché à sa mère que sa petite-fille avait un pied
bot. Elle a soin d'enlever l'appareil, avec notre permission il est
vrai, afin que la grand'mère se rende bien compte que sa petite-
fille est bien conformée ou bien guérie.

La mère devait nous ramener l'enfant le 17 mai, mais elle ne
vient que le 19 : l'enfant est restée quatre jours sans appareil ;
cela a suffi pour qu'un peu d'équinisme réapparaisse. Cet équinisme est peu grave, il se fait dans l'articulation tibio-tarsienne
et non dans l'articulation médio-tarsienne : c'est le tendon
d'Achille qui le provoque. Le 19 mai, nous replaçons l'appareil.
Le pied est mis en talus valgus exagéré.

Le 31 mai, la mère nous ramène l'enfant : elle n'a plus son appareil depuis trois jours. Le talus valgus persiste encore : c'est ce
jour-là que l'enfant est photographiée. La figure 6 est la repro-
duction de la photographie. Ce 31 mai, l'appareil est remis. Cet
appareil est le douzième que nous ayons appliqué. C'est celui
que montrent nos figures et qui a servi de type pour notre description.

On fera bientôt sur cette enfant la ténotomie.

Observation II

M..., Eugène, à C..., par Mézidon (Calvados).

Il n'y a pas de malformations congénitales dans la famille.

Le père, de taille moyenne, a 45 ans. La mère de bonne taille a 33 ans. A 27 ans, elle a été tuberculeuse. Cette tuberculose pulmonaire a justement guéri au moment où elle est devenue enceinte.

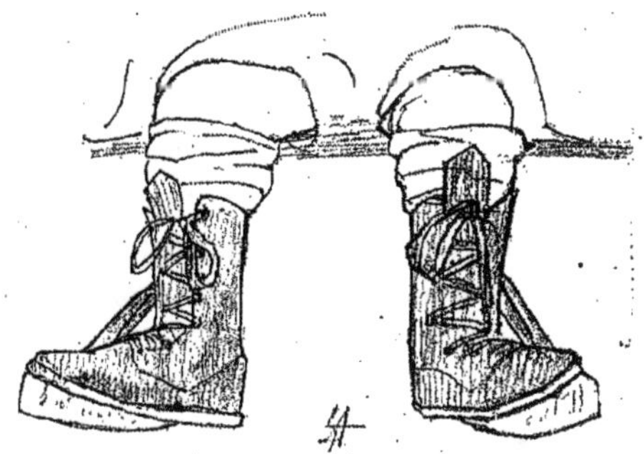

Fig. 10. — Pied bot varus équin congénital bilatéral. M... Eugène, (Obs. II), d'après une photographie du 2 juin 1910. L'enfant est chaussé de notre soulier de marche. Il porte ce soulier le jour et la nuit, au repos et pendant la marche depuis deux mois. Les pieds sont en excellente attitude. Remarquez qu'ils ne reposent pas sur le sol : les genoux sont libres : l'attitude est bien naturelle, imposée par le soulier seul. L'attitude du pied est la même durant la marche.

L'enfant est né le 3 octobre 1908. C'est un premier-né. Il est né après huit ans de mariage. La mère avait 32 ans. Il paraît né à terme, 9 mois et quelques jours après les dernières règles.

Pendant la grossesse, la mère a perçu les mouvements du

fœtus à 4 mois et demi et elle a senti remuer jusqu'à la fin de la grossesse.

L'enfant s'est présenté par le sommet. La poche des eaux s'est rompue à 1 heure et demie du matin. Les douleurs ont apparu à 8 heures et demie. L'enfant est né à 2 h. 20 du soir. Il y avait assez de liquide amniotique.

L'enfant est né avec un double pied bot varus équin assez accentué.

A 5 mois et demi seulement l'enfant est présenté à un médecin qui ne peut le mettre en bonne attitude par le massage.

Vers la fin de mai 1909 l'enfant est présenté à M. Broca ; il a alors 7 mois. Dès le début du traitement, on pratique le redressement et la ténotomie sous le chloroforme. L'enfant est mis dans un appareil plâtré qu'il conserve six semaines.

On fait ensuite neuf séances de massage sans appareil de contention dans l'intervalle. On fait deux massages par semaine. Les pieds sont très durs ; à la main on n'obtient pas encore l'attitude normale.

Vers le 10 août, nous appliquons notre premier type d'appareil en diachylon. Cet appareil est renouvelé les 10, 14, 17, 21 et 24 août. Chaque fois on masse l'enfant : ce n'est que vers le 24 août que l'on arrive péniblement à maintenir le pied en attitude normale dans l'appareil. L'appareil placé le 24 reste en place 15 jours jusqu'au 7 septembre.

Du 7 septembre au 4 octobre durant les vacances, l'enfant reste sans appareil.

L'enfant nous est ramené le 4 octobre. Le pied a du varus équin : sa mère l'a massé. Il est resté assez souple.

L'appareil est renouvelé les 4, 8, 11, 14, 18, 21 octobre.

Le 21 octobre nous n'avons pas encore gagné grand'chose. C'est tout juste si nous arrivons à mettre le pied en attitude normale dans l'appareil.

L'enfant, qui est fils d'employé de chemin de fer, nous est amené deux fois par semaine de Mézidon (Calvados) pour chaque massage.

Il y a cinq heures de chemin de fer.

L'appareil est enlevé au départ de la maison.

L'enfant reste cinq heures sans appareil. Le 21 octobre, nous

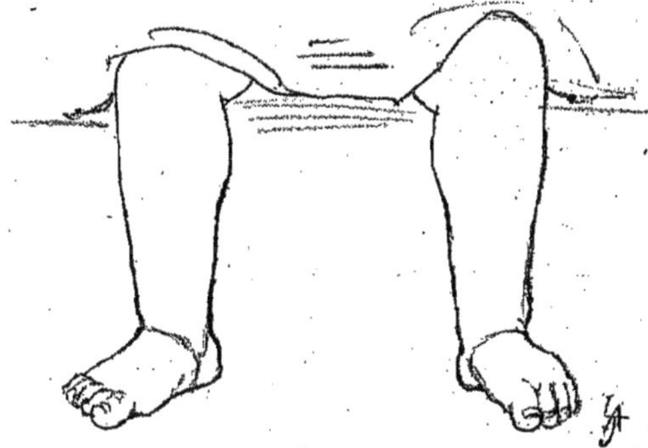

FIG. 11. — M... Eugène (Obs. II), d'après une photographie du 2 juin 1910. Pied bot varus équin congénital bilatéral. Même enfant que figure 10. Pieds nus et libres. Il n'y a pas cette adduction de la pointe si fréquente avec les anciennes méthodes. Cette attitude est naturelle et non imposée : les genoux sont libres ; les pieds ne reposent pas sur le sol.

nous rendons compte que si la guérison du pied bot ne progresse pas, c'est que durant les cinq heures où le pied est libre il a tout le temps de perdre le bénéfice de l'appareil et de se remettre en attitude vicieuse.

Nous décidons que désormais l'appareil sera enlevé devant nous et qu'aussitôt l'appareil sera replacé.

Le bénéfice de cette tactique ne se fait point attendre.

L'appareil est renouvelé le 25 ; le 29 octobre et dès le 6 novembre le pied se met en talus valgus dans l'appareil. Durant les quelques minutes où il reste devant nous sans appareil, il conserve ce talus valgus.

L'appareil est renouvelé deux fois par semaine les 10, 15, 19, 22, 25, 29 novembre, les 6, 9, 13, 16, 20, 27 décembre.

A ce moment le valgus est très accentué relativement au talus. L'enfant vient désormais une fois par semaine et on lui met 'appareil à courroies. Cet appareil est renouvelé les 4, 11, 18, 25 janvier, les 1er, 8, 15, 22 février, les 1er, 10, 17, 24 mars.

Depuis quelques jours l'enfant essaye de marcher. Il marche sur le talon et sur le bord interne, le bord externe surélevé en valgus ne touche pas le sol.

Le 7 avril, on donne à l'enfant des souliers pour la marche : ce sont les souliers que l'on voit sur notre figure.

L'enfant les garde jour et nuit.

L'enfant nous est ramené pour la surveillance le 21 avril, le 19 mai, le 2 juin.

L'enfant va bien. Il marche très bien avec ses souliers à semelle de liège : la pointe du pied est déviée en dehors d'une façon qui chez tout autre enfant paraîtrait exagérée.

Au repos, sans soulier, le pied nu conserve la même attitude; on a peine à croire que cet enfant a eu un pied bot (fig. 11).

En résumé, résultat parfait et persistant chez un enfant chez lequel le traitement a été commencé à 8 mois. C'était un pied bot varus équin bilatéral. Le résultat est quelque peu mérité. Notre appareil en diachylon a été appliqué quarante fois sur chaque pied.

Remarque : au début, cet enfant avait une hernie inguinale. Nous lui avons toujours vu porter un bandage en caoutchouc que la mère entretenait fort bien. Cet enfant est fort et vigoureux. Le 22 avril, nous avons conseillé à la mère de faire opérer l'enfant de sa hernie. Nous avons été un peu surpris lorsque la mère nous dit que l'enfant n'avait plus sa hernie : l'enfant paraît bien guéri de sa hernie.

Observation III

R..., Marcelle, 15 jours. L'enfant nous est amenée le 5 mars 1910.

Il n'y a pas de malformations congénitales dans la famille. La mère a 25 ans. Elle a été réglée à 14 ans. Elle est mariée depuis 1 an. Elle est de taille ordinaire, de constitution plutôt frêle.

Le père a 22 ans, taille moyenne, bonne santé.

L'enfant est le premier-né. Il est né 9 mois et 9 jours après les dernières règles.

Cette fille est née à la clinique Baudelocque le 18 février 1910. L'accouchement a été rapide. Poids, 2.700 grammes. La mère a perdu très peu de liquide amniotique.

Cette enfant est née avec un pied bot varus équin congénital bilatéral. C'était un pied bot du 3e degré. Le gros orteil de chaque pied était appliqué contre la face interne de la jambe.

A la clinique Baudelocque, M. Wallich, professeur agrégé, le présente à M. Broca.

Le 5 mars, à 15 jours, on met le premier appareil. On applique au côté interne de la jambe et du pied une longue attelle. Elle est fixée au moyen de circulaires de diachylon. Cet appareil est renouvelé le 8 mars. Le 10 mars, l'enfant ne présente plus que de l'équinisme : l'adduction est complètement corrigée. Ce jour-là nous appliquons notre appareil à plaquette plantaire ; nous n'employons qu'une courroie de cuir qui va de la partie supérieure et externe de la jambe au bord externe du pied. Dans le premier appareil à plaquette le pied prend sous la traction de la courroie l'attitude du pied normal.

Cet appareil est renouvelé les 15, 17, 19 et 25 mars. Le 25 mars, l'enfant est montrée à M. Wallich qui est surpris des excellents résultats que nous avons obtenus en moins d'un mois sur ces pieds déformés au plus haut degré.

A partir de ce moment le pied est maintenu dans les appareils en talus valgus léger. Nous nous arrangeons pour que ces appareils ne serrent pas l'enfant.

Ces appareils ont été renouvelés les 4, 19 et 26 avril, les 7, 17, 24 et 31 mai. Le 7 juin, l'enfant tient son pied en valgus. Il y a peu de talus : c'est que la ténotomie n'a pas encore été faite.

Ce cas est intéressant parce qu'il montre qu'on peut appliquer nos appareils chez un nouveau-né, du poids de 2.700 grammes, sans risquer de le blesser. Depuis l'âge de 15 jours, cette enfant a été maintenue constamment dans nos appareils ; au bout de huit jours son pied très déformé était redressé et il n'a jamais présenté le moindre accident.

Observation IV

P..., René, 3 mois. L'enfant nous est amené pour la première fois le 10 février 1910.

Il n'y a pas de malformations congénitales dans la famille.

La mère a 28 ans, elle est de taille plutôt petite.

L'enfant est le deuxième. Son frère aîné a 4 ans et il est bien constitué.

L'enfant est né à terme. Il a remué très tard, nous dit la mère. La mère a souffert pendant toute la grossesse. Elle a présenté des vomissements, des douleurs abdominales et un peu d'albumine. Les deux enfants sont nés par le sommet.

Notre petit pied bot pesait 2 kg. 250 à la naissance. Il était atteint d'un pied bot varus équin droit.

Le premier appareil est appliqué le 12 février : c'est un appareil à plaquette. Dans ce premier appareil, on obtient le redressement complet du varus, mais il y a encore de l'équinisme.

Le 15 février, l'enfant nous est ramené ; l'appareil va bien, il n'y a plus d'équinisme, les doigts sont un peu enflés. Nous commettons la faute de renvoyer l'enfant avec le même appareil.

Le 22 février, le pied est œdématié dans l'appareil. Dès que appareil est enlevé la peau se plisse. Nous renouvelons l'appareil.

Le 26 février, l'enfant est légèrement blessé sous la plante au niveau des fentes de la plaquette. On ne met pas d'appareil.

Le 10 mars, l'enfant est guéri de sa plaie, mais la cicatrisation est encore trop récente ; nous ne plaçons pas d'appareil bien que la déformation se reconstitue.

Le 22 mars, nouvel appareil. On corrige facilement le varus équin qui s'était reproduit. Cet appareil est renouvelé les 24 et 28 mars, les 5, 12, 19, 26 avril, les 3, 10, 17, 24, 31 mai et 7 juin.

Le 7 juin, le pied est en talus valgus accentué dans l'appareil et au repos.

De cette observation on tire l'indication qu'il faut renouveler à court intervalle les premiers appareils de diachylon.

Observation V

G..., Georgette. Cette enfant est née le 18 janvier 1908 avec un pied bot varus équin droit.

A la naissance l'enfant est présentée à un médecin qui affirme qu'il n'y a rien à faire avant 6 mois. L'enfant est envoyée en nourrice ; elle revient à 8 mois.

Cette enfant nous est alors présentée en octobre 1908. Durant octobre et novembre on fait des massages tous les deux jours.

Le 26 novembre 1908, sous le chloroforme, on pratique des manœuvres de redressement et on fait la ténotomie. L'enfant est mise dans un plâtre : elle reste un mois dans le plâtre.

De décembre à mai, on fait des massages très irréguliers.

En mai, l'enfant est présentée à M. Broca qui, en présence des mauvais résultats obtenus, songe à faire la tarsectomie lorsque le pied sera plus développé.

En octobre la mère amène l'enfant pour la faire opérer. Nous sommes en 1909. L'enfant a 31 mois. M. Broca nous l'envoie pour que nous appliquions notre appareil en diachylon. A ce moment l'enfant marche ; mais c'est sur son bord externe qu'elle appuie ; un durillon commence à se former.

Nous mettons pour la première fois l'appareil en diachylon le 19 octobre. Nous sommes étonnés de voir que dans ce premier appareil le pied se tient en attitude presque normale : c'est que la mère l'a massé.

L'appareil est appliqué les 19, 21, 23, 26, 28, 30 octobre, les 2, 9, 13, 18, 23 novembre, les 2, 11, 21 décembre, les 4, 11, 25 janvier, les 1er, 5, 12, 18 février.

Du 19 octobre 1909 au 18 février 1910, l'enfant a constamment porté un appareil en diachylon, avec plaquette sans talon. Elle n'a pas cessé de marcher chez elle dans sa chambre avec cet appareil ; au 19 février 1910, depuis trois mois environ, l'enfant avait le pied en talus valgus.

Lorsqu'elle nous quittait après l'application de son appareil, elle partait ne frappant le sol que de son talon : lorsqu'elle nous revenait les courroies avaient un peu lâché : le talon et le bord interne appuyaient sur le sol, mais le bord externe restait en l'air, il ne touchait pas le sol.

Le 17 février 1910, nous faisons à l'enfant le soulier de marche. C'est le premier que nous faisons et que nous appliquons.

L'enfant nous est ramenée le 28 avril et le 31 mai. Grâce à la semelle de liège le pied bot n'a pas récidivé. Le pied jadis déformé a l'aspect et la longueur du pied sain. Cette enfant ne garde pas le soulier la nuit, mais la mère lui met pour la nuit un appareil à attelle interne et à plaquette qu'elle fait tenir à sa façon avec des bandes de toile.

Ce cas est très encourageant, car il montre qu'avec de la ténacité nos appareils peuvent donner de bons résultats, même lorsqu'on commence à les appliquer à 21 mois.

L'appareil en diachylon a été appliqué vingt et une fois.

Observation VI

P..., Georgette, Paris, est présentée à M. Broca le 23 juillet 1909. Elle est âgée de 1 mois et a un pied bot varus équin congénital gauche.

Il n'y a pas de malformations congénitales dans la famille. L'enfant est le premier-né. Sa mère a 26 ans ; elle l'a eue après 9 ans de mariage.

Le 23 juillet, à la première visite, on constate que l'enfant a un pied bot très accentué : le gros orteil touche presque la malléole interne.

Ce jour-là on réduit le varus : la manœuvre de réduction produit un grand craquement ; le tégument n'est pas fendillé, car pendant la manœuvre on a eu soin de produire un pli cutané dans la partie la plus profonde de la concavité que l'on redressait. On applique un appareil en diachylon avec attelle interne longue sans plaquette plantaire ; on a soin de dire aux parents de ne pas enlever l'appareil, bien que l'enfant crie : l'appareil ne devait être enlevé que si la circulation était gênée au niveau des orteils.

Le 29 juillet on renouvelle l'appareil : le pied a été depuis 5 jours douloureux et tuméfié. Les téguments sont intacts. On replace l'appareil à attelle interne sans plaquette pour achever de corriger l'adduction.

Le 4 août l'adduction est corrigée : on applique l'appareil à plaquette. On obtient plus que l'attitude normale dans cet appareil.

Le 7 août, aussitôt l'appareil enlevé, les personnes présentes ne peuvent à première vue distinguer le côté sain du côté malade.

L'appareil en diachylon est renouvelé les 12 et 21 août, les 2, 7, 12, 21 octobre.

A ce moment les parents considèrent le résultat comme parfait ; ils ne reviennent plus que le 11 novembre et le 30 décembre, jours où on replace l'appareil en diachylon.

Le 17 février l'enfant nous est amenée : les parents sont toujours satisfaits ; nous constatons que du côté malade le pied est arqué, il y a un peu de pied creux. Nous ne pouvons obtenir des parents qu'ils reviennent à l'hôpital pour faire appliquer l'appareil en diachylon. Nous conseillons à la mère de faire un peu de massage et nous faisons porter à l'enfant jour et nuit notre soulier. L'enfant n'a pas été revue.

Cette observation nous montre : 1° que chez un nouveau-né on obtient la réduction complète en quinze jours même lorsque le pied bot est le plus accentué; 2° que le pied redressé doit être maintenu dans les appareils pendant très longtemps sous peine de récidive plus ou moins légère.

Observation VII

C..., Marcel, Paris.

Le 20 novembre 1909, l'enfant a 26 jours lorsqu'il nous est présenté pour la première fois.

Il n'y a pas de malformations congénitales dans la famille. L'enfant est le cinquième : ses frères aînés sont tous les quatre vivants et bien constitués.

Cet enfant, d'après la mère et la sage-femme, ne serait pas né à terme.

Le 20 novembre 1909, nous constatons que l'enfant présente un pied bot varus équin congénital bilatéral. Ce pied bot est très accentué ; il est du troisième degré ; il est résistant, au premier massage on ne peut obtenir le redressement complet. Nous nous attaquons d'abord à l'adduction de la pointe. Le 20 novembre nous appliquons l'appareil en diachylon composé d'une longue attelle interne sans plaquette ; avec cet appareil l'adduction est complètement corrigée. Le 25 novembre, à la deuxième séance, nous appliquons l'appareil à plaquette plantaire ; dans l'appareil le pied a l'attitude normale.

Le 30 novembre, la mère nous ramène l'enfant : ses pieds lorsqu'on les sort de l'appareil sont entièrement redressés, mais l'enfant a un mauvais état général ; il nous a toujours paru chétif, mais ce jour-là il est plus amaigri, ridé. Nous pensons que notre appareil peut aggraver l'état de l'enfant ; nous renvoyons l'enfant sans appareil ; nous disons à la mère de nous le ramener dans quinze jours lorsqu'il ira mieux. Nous l'avertissons qu'il n'y a pour le moment aucun inconvénient à interrompre le traitement pendant quinze jours; nous étions bien sûr que le pied bot allait récidiver, mais nous pensions pouvoir redresser ces pieds aussi rapidement, même un mois plus tard, lorsque l'enfant irait mieux.

L'enfant n'a jamais été ramené à l'hôpital. C'est le seul qui ait renoncé à notre traitement depuis que nous appliquons nos nouveaux appareils. Le 26 mars 1910, nous nous sommes rendu chez lui pour savoir la cause de cette interruption prolongée du traitement. Nous avons revu l'enfant : le pied bot a récidivé des deux côtés ; il est très résistant ; on n'obtient sous la main que très peu de correction ; il n'est pas massé. La mère nous a raconté que, après sa dernière visite à l'hôpital, l'enfant avait été gravement malade. Vers la même époque, l'enfant qui est un prématuré a présenté une hernie inguinale.

Nous n'avons pu obtenir des parents qu'ils nous ramènent l'enfant à l'hôpital. Actuellement, il nous faudrait au moins un mois pour redresser ces pieds qui n'ont plus été massés et ce serait au prix de souffrances atroces pour l'enfant. La mère et le père, gens nécessiteux, chargés de famille, m'ont paru être sous l'influence d'un médecin de dispensaire riche, qui leur fait donner de fréquents secours en argent, et leur vante en même temps les résultats d'une opération chirurgicale à l'âge de deux ans.

Cette observation malheureuse est intéressante à

plusieurs points de vue ; elle nous prouve qu'un même
pied bot facilement réductible à la naissance est très
difficile à réduire à 7 mois, surtout s'il n'y a pas eu de
massage ; elle nous montre la rapidité et la gravité de
la récidive lorsque le pied n'est pas maintenu en bonne
attitude par des appareils pendant très longtemps.

Observation VIII

L..., André, Saint-Denis, présenté à M. Broca le 2 octobre 1909,
à 4 mois et demi. Cet enfant a un pied bot varus équin gauche
congénital.

Il n'y a pas de malformations congénitales dans la famille.
L'enfant est un premier-né. La mère, de petite taille, a 3o ans.

L'enfant est né avec un pied gauche en varus équin. C'est
plutôt une attitude qu'une déformation. Au repos, le pied se
tient en varus équin. A la main on provoque l'attitude normale
sans violence, sans rupture, sans résistance des ligaments.

Le 2 octobre 1909, on applique le premier appareil en diachylon. Dans ce premier appareil le pied est en talus valgus.

L'appareil est renouvelé les 5, 12, 19 octobre, les 4, 16, 25 novembre, les 7, 21, 25 décembre, le 13 janvier, le 5 février.

Le 20 février, nous commençons à faire porter à l'enfant notre
soulier que nous venons de créer.

L'enfant est revu le 10 mars 1910 ; dans le soulier, le pied est
maintenu en talus valgus ; sans soulier, le pied se tient en talus
valgus ; lorsqu'il fait un mouvement vers le varus équin, il ne
dépasse pas l'attitude normale ; l'enfant couche avec ses souliers.
Le 20 mai, les résultats sont les mêmes.

En résumé, nous avons obtenu de bons résultats sur

un pied bot très souple ; notre soulier nous a permis d'éviter la récidive.

Observation IX

G.., Marcel, Alfortville.

L'enfant nous est présenté pour la première fois le 22 janvier 1910. Il a 5 mois et présente un double pied bot varus équin congénital.

Il n'y a pas de malformations congénitales dans la famille. La mère a 27 ans. L'enfant est un premier-né. L'accouchement a été fait au forceps. Il y avait peu de liquide amniotique.

Le 22 janvier 1910, nous constatons que le pied bot est du 2ᵉ degré. Le pied fait avec l'axe de la jambe un angle droit ouvert en dedans. La mère nous dit qu'elle a massé l'enfant tous les jours et que la déformation s'est un peu corrigée. On peut par des manœuvres de force, mettre le pied en attitude presque normale. Le pied gauche va mieux que le pied droit ; le pied droit est plus arqué.

La mère devait nous ramener l'enfant le 25 janvier pour que nous appliquions le premier appareil en diachylon. Mais elle habite Alfortville et elle est inondée. Elle ne ramène l'enfant que le 15 mars. Le premier appareil est appliqué le 17 mars. Il est renouvelé le 19 mars et le 29. Le 29 nous constatons que le pied résiste, qu'il ne prend pas tout à fait l'attitude normale ; nous conseillons à la mère de venir plus souvent.

L'appareil en diachylon est appliqué les 2, 5, 7, 12, 16 et 23 avril. Le 23 avril on obtient des deux côtés un léger degré de talus valgus permanent dans l'appareil.

Le 7 mai, le 24 mai on renouvelle l'appareil : le talus valgus persiste, bien que l'enfant ne nous soit amené que tous les

15 jours ; les derniers appareils ont tenu chacun 15 jours ; ils ont été enlevés devant nous ; seule l'insertion des deux boucles du haut de la jambe s'était déplacée vers le bas sous la tension des courroies.

On fera chez cet enfant la ténotomie.

Cette observation nous montre que chez un enfant de 5 à 6 mois, il faut environ un mois pour mettre un pied bot varus équin en talus valgus avec nos appareils.

Observation X

R..., René, Paris. L'enfant est présenté pour la première fois le 12 août 1909 à M. Broca. Il avait 4 mois.

Une cousine de la mère a eu un double pied bot varus équin congénital. L'enfant est un premier-né. Sa mère a 25 ans. Accouchement par le sommet. On a appliqué le forceps.

Le 12 août 1909, nous sommes en présence d'un enfant gros et gras. Il présente un double pied-bot varus équin. La déformation se réduit facilement sous la pression légère d'un seul doigt on dirait une articulation à laquelle on fait faire un mouvement normal ; il n'y a donc aucun ligament à déchirer : au repos le pied se tient en varus équin. C'est plus une attitude vicieuse qu'une déformation. L'avant-pied est gros et court.

Ce cas est évidemment très léger, le pied est très souple ; nous avertissons cependant les parents que le traitement sera très long : on a en effet de tout temps remarqué que c'est chez ces pieds souples que la récidive est la plus facile et la plus rapide lorsque le pied n'est plus dans l'appareil. Les parents ont bien écouté nos conseils et ils sont venus régulièrement.

Le 12 août, on applique le premier appareil en diachylon. Cet appareil maintient le pied en talus valgus léger.

Il est renouvelé les 14, 17, 20 août.

Du 20 août au 20 octobre, pendant le mois de septembre, nous ne sommes pas à Paris et nous ne pouvons pas appliquer les appareils. L'appareil appliqué avec soin le 20 août tient 15 jours. Du 5 septembre au 20 octobre le père de l'enfant lui remet l'appareil, il a la plus grande peine à le faire tenir un ou deux jours.

L'appareil est renouvelé par nous dans la suite les 2, 7, 16 octobre, — les 2, 9, 30 novembre, — 14, 21, 30 décembre, — 4, 20 janvier, — 17, 22 février, — 1, 8, 25, 22, 29 mars, — 7, 14, 21 avril, — 3 mai.

L'appareil en diachylon a été appliqué 27 fois. Il a constamment maintenu le pied en bonne attitude : le talus n'a jamais été considérable, car l'enfant n'a pas été ténotomisé. Le valgus était très accentué malgré tout : dans les derniers appareils, l'avant-pied par la plante regardait en dehors ; les orteils étaient situés dans un plan presque vertical.

Le 14 mai, l'enfant part à la campagne : nous lui faisons porter notre soulier à courroies latérales externes. Le 10 juin 1910, l'enfant ne nous a pas été ramené.

Retenons de cette observation :

1° Qu'un pied bot souple doit être maintenu longtemps dans les appareils, le massage est ici sans effet ;

2° Que notre appareil en diachylon fait une bonne contention même sur un pied court et gras.

Observation XI

L..., Odette, Boulogne (Seine), est présentée à M. Broca à un mois, le 20 juillet 1909.

Il n'y a pas de malformations congénitales dans la famille. L'enfant est un premier né.

Le 20 juillet, on fait le premier massage; on obtient facilement l'attitude normale.

Le premier appareil en diachylon est appliqué le 22 juillet. Il a été appliqué 27 fois les 22, 24, 28 juillet, — 3, 7, 10, 14, 24 août — 5, 14, 26 octobre, — 4, 8, 10, 20, 23, 30 novembre, — 11, 21 décembre, — 4 janvier, 1er et 22 février 1910, — 12 et 24 mars. Dans cet appareil, le pied a toujours été maintenu en talus valgus. Bien que les derniers temps la mère nous amène l'enfant moins fréquemment, le talus valgus persiste au repos. Le 5 avril 1910, nous livrons à la mère un soulier fait suivant notre modèle et destiné à tenir jour et nuit le pied gauche en talus valgus. L'enfant ne nous a pas été ramenée au 10 juin 1910.

Observation XII

D..., Georges, Paris, est présenté à M. Broca à 4 mois, le 24 mars 1910.

L'enfant présente un pied bot varus équin congénital droit. Il est gras, le pied est relativement court. L'enfant a subi des massages pendant 3 mois. Un médecin a appliqué des appareils faits avec deux planchettes; il n'a jamais obtenu un redressement complet et ces appareils gênaient beaucoup l'enfant.

Le 24 mars, on prend des mesures pour la plaquette et on

constate que par les manœuvres de force on obtient aisément l'attitude normale.

Le premier appareil est appliqué le 26 mars, il est renouvelé le 28 mars.

Le pied est assez résistant, l'appareil en diachylon est appliqué les 2, 4, 9, 19, 23, 30 avril. Ce n'est que le 23 avril que l'on obtient le talus valgus franc.

L'appareil est renouvelé le 10 mai. Le 17 mai la mère nous fait remarquer que l'appareil est tombé depuis deux jours. On conseille à la mère de venir tous les cinq jours, puisque sur son enfant qui est gras l'appareil ne tient que cinq jours.

Le 26 mai nous faisons à cet enfant l'appareil en cuir : c'est le premier que nous appliquons. La mère prend beaucoup de soin de son enfant : elle sait régler la tension des courroies. Elle nous amène l'enfant le 28 et le 31 mai. Nous constatons chaque fois que ce nouvel appareil tient le pied en attitude correcte; mais le talus valgus accentué ne peut être maintenu longtemps. Cet appareil a besoin de légères modifications.

CONCLUSIONS

Les appareils que nous présentons pour la première fois ont pour but de faire passer un pied bot du varus équin au talus valgus. Nous obtenons ce résultat en diminuant progressivement, au moyen de courroies, la distance qui va du bout du pied à la face antérieure de la jambe.

Nous avons décrit deux appareils :

1° Un appareil inamovible en diachylon : c'est le plus efficace. Il se compose d'une plaquette plantaire et d'une attelle interne jambière que l'on fixe au moyen de circulaires de diachylon. Trois courroies vont de la jambe au pied ; elles se fixent sur la jambe et sur le pied au moyen de boucles triangulaires spéciales.

2° Un soulier pour la marche. Il diffère du soulier normal par trois caractères originaux : la semelle est surélevée en avant au moyen d'un morceau de liège ; la tige est inclinée sur la semelle en avant et en dehors ; des courroies sont tendues entre la tige et la semelle au côté externe, elles empêchent le pied de se mettre en varus équin.

Avec ces appareils le traitement d'un pied bot comprend plusieurs périodes :

1° Réduction aussi précoce que possible de la déformation ;

2° Maintien du pied en talus valgus au moyen de l'appareil en diachylon ;

3° Ténotomie ;

4° Lutte contre la récidive au moyen d'un soulier que l'enfant porte jour et nuit (1) ;

5° L'enfant marche de bonne heure avec notre soulier à semelle surélevée en avant.

Cette méthode est la plus simple, la moins douloureuse et la plus efficace.

C'est dans le service de notre maître, M. Auguste Broca, à l'hôpital des Enfants-Malades, que nous avons pu créer et appliquer pour la première fois ces appareils.

(1) *Note du 22 juin 1910.* — Nous sommes depuis quelques jours en possession d'un appareil pour la nuit, simple, efficace, facile à placer. Il n'est plus nécessaire de faire porter les souliers la nuit.

TABLE DES MATIÈRES

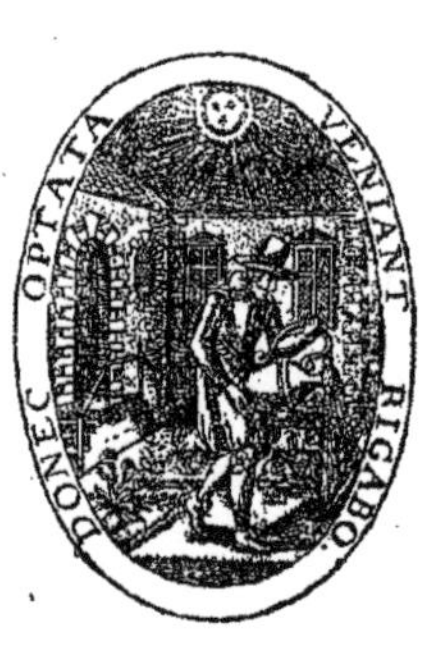

Tours. — Imprimerie E. Arrault et Cⁱᵉ.

9 782019 663193